BEI GRIN MACHT SICH IHR WISSEN BEZAHLT

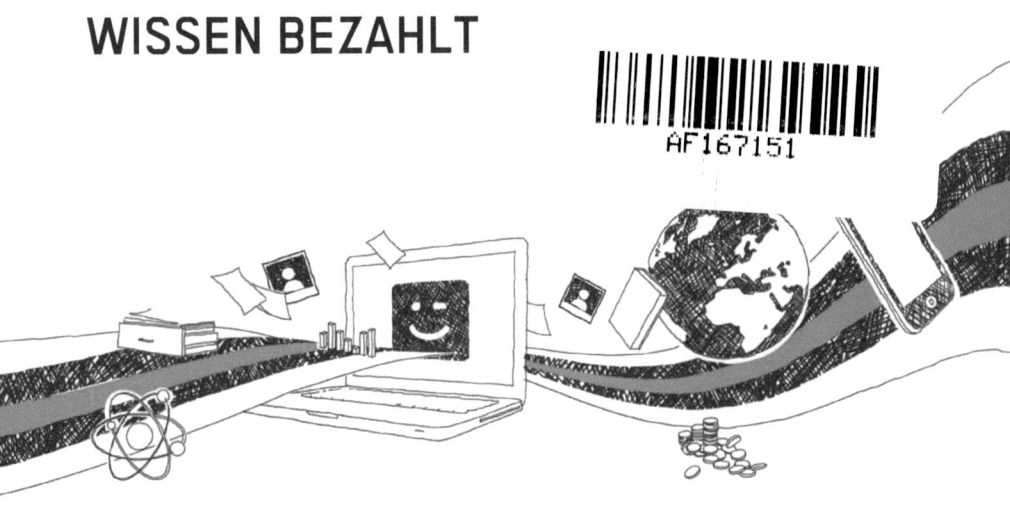

AF167151

- Wir veröffentlichen Ihre Hausarbeit, Bachelor- und Masterarbeit

- Ihr eigenes eBook und Buch - weltweit in allen wichtigen Shops

- Verdienen Sie an jedem Verkauf

Jetzt bei www.GRIN.com hochladen und kostenlos publizieren

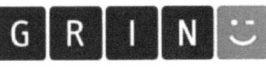

Seniorenbezogene Gesundheitsförderung in deutschen Kommunen. Eine systematische Übersichtsarbeit

GRIN :-)

Bibliografische Information der Deutschen Nationalbibliothek:

Die Deutsche Nationalbibliothek verzeichnet diese Publikation in der Deutschen Nationalbibliografie; detaillierte bibliografische Daten sind im Internet über http://dnb.d-nb.de abrufbar.

ISBN: 9783346981707
Dieses Buch ist auch als E-Book erhältlich.

© GRIN Publishing GmbH
Trappentreustraße 1
80339 München

Alle Rechte vorbehalten

Druck und Bindung: Books on Demand GmbH, Norderstedt Germany
Gedruckt auf säurefreiem Papier aus verantwortungsvollen Quellen

Das vorliegende Werk wurde sorgfältig erarbeitet. Dennoch übernehmen Autoren und Verlag für die Richtigkeit von Angaben, Hinweisen, Links und Ratschlägen sowie eventuelle Druckfehler keine Haftung.

Das Buch bei GRIN: https://www.grin.com/document/1431365

FOM Hochschule für Oekonomie & Management

Hochschulzentrum Hamburg

Seminararbeit

im Studiengang Gesundheitspsychologie & Medizinpädagogik

über das Thema

Seniorenbezogene Gesundheitsförderung auf kommunaler Ebene

Abgabedatum: 15-01-2019

Inhaltsverzeichnis

1 Einleitung

Im Jahr 2015 bestand die Bevölkerung in Deutschland aus etwa 81,3 Millionen Menschen, wovon 21,2% 65 Jahren alt und älter waren. Prognosen des Statistischen Bundesamts besagen, dass diese Prozentzahl im Jahr 2060 sogar auf 31,7% steigen wird (Vgl. Statistisches Bundesamt, 2015). Daraus ist eine klare Zunahme der älteren Bevölkerung und somit auch der Senioren und Seniorinnen zu erkennen, wodurch nicht nur die Rentenplanung zur Problematik, sondern auch die vielleicht nicht so oft gehörte Gesundheitsförderung im höheren Alter immer umfangreicher und wichtiger wird.

Genau um diese Gesundheitsförderung wird es in der vorliegenden Seminararbeit des Studiengangs Gesundheitspsychologie und Medizinpädagogik gehen, denn das Thema lautet „Seniorenbezogene Gesundheitsförderung auf kommunaler Ebene". Da sich die Hausarbeit nur mit der Gesundheitsförderung von Senioren und Seniorinnen in deutschen Kommunen beschäftigen wird, wurde die folgende systematische Übersichtsarbeit auf „Seniorenbezogene Gesundheitsförderung auf kommunaler Ebene in Deutschland" erweitert.

Warum es in heutiger Zeit wichtig ist und auch in Zukunft immer von hoher Relevanz sein wird, wird im Laufe der systematischen Literaturübersichtsarbeit evaluiert. Außerdem soll die Arbeit einen Überblick über den allgemeinen Stand der Gesundheitsförderung dieser Bevölkerungsgruppe in Deutschland geben und es wird über ein schon einige Jahre laufendes System für ein gesundes Leben in der Kommune berichtet.

Zum Einstieg in die Literaturübersichtsarbeit und zur besseren Nachvollziehbarkeit der Vorgehensweise, werden zuerst einige wichtige Begriffe aus dem Themenbereich definiert und die methodische Vorgehensweise inklusive der Ein- und Ausschlusskriterien der Recherchearbeit dargelegt. Danach folgt eine Darstellung der Ergebnisse zum einen in tabellarischer und zum anderen in ausformulierter Form. Anknüpfend an den Ergebnisteil beginnt der Diskussionsteil, in welchem die beschriebenen Fragen beantwortet werden. Hier wird zuerst auf die rückläufige Bevölkerungsentwicklung und ihre Auswirkungen eingegangen, um danach über die Wichtigkeit der Gesundheitsförderung der

Senioren zu berichten. Hier wird auch auf den Stellenwert der Kommune in dieser Thematik eingegangen. Als Beispiel einer Art der kommunalen Gesundheitsförderung wird im Diskussionsteil das „Gesunde-Städte-Netzwerk" vorgestellt. Am Ende der Seminararbeit steht das Fazit, in dem eine Zusammenfassung der evaluierten Ergebnisse erfolgt und die Grenzen der Literaturübersichtsarbeit beschrieben werden.

2 Methodik

2.1 Begriffserklärungen

Senior: Da der Begriff Rentner oftmals als Synonym für Senior benutzt wird (Vgl. Schmidt, 2007) und das Renteneintrittsalter aktuell bei 65 Jahren liegt (Vgl. Deutsche Rentenversicherungsbund, 2018, S. 5), wird der Begriff Senior in der folgenden Literaturübersichtarbeit als ein Mensch ab einem Alter von 65 Jahren definiert.

Gesundheitsförderung: Die Gesundheitsförderung beschreibt zum einen die Aneignung von gesundheitlichem Wissen eines Individuum, um sein Wohlergehen zu optimieren und zum anderen geht es bei der Gesundheitsförderung auch darum, inwiefern politische und gesellschaftliche Einflussfaktoren und die Umwelt auf die Gesundheit des Menschen wirken (Vgl. Antwerpes, 2015).

Kommune: Eine Kommune bezeichnet eine Gemeinde (Vgl. Babutzka et al., 2003, S. 462).

Prävention: „[…] Oberbegriff für zielgerichtete Maßnahmen und Aktivitäten, um Krankheiten oder gesundheitliche Schädigungen zu vermeiden, das Risiko der Erkrankung zu verringern oder ihr Auftreten zu verzögern." (Bundesministerium für Gesundheit, 2015).

Gesunde-Städte-Netzwerk: „Freiwilliger Zusammenschluss von Städten, Kreisen, Gemeinden und Regionen, die für ihre Bürgerinnen und Bürger gesunde Rahmenbedingungen schaffen wollen." (Weth, 2009, S.3).

2.2 Ein- und Ausschlusskriterien

In dieser Hausarbeit geht es darum, eine systematische Literaturübersichtsarbeit zum Thema „Seniorenbezogene Gesundheitsförderung auf kommunaler Ebene" zu erstellen, um einen umfangreichen Überblick über dieses Thema zu geben.

Die Literaturrecherche erfolgte ausschließlich mit der Suchmaschine Google, da weder mit Google Scholar, noch mit Google Books passende Informationen in Volltextversion zu finden waren. Recherchiert wurde im Zeitraum von Oktober 2018 bis Januar 2019 und die Suche beinhaltete nur Artikel, beziehungsweise Studien, in deutscher Sprache, die ebenfalls aus Deutschland stammen. Studien und Ergebnisse der Suche von und aus anderen Ländern wurden ausgegrenzt. Um die Ergebnisse so aktuell wie möglich zu halten, wurde nur Literatur ab dem Jahr 2000 und jünger einbegriffen und alle älteren Studien dementsprechend ausgeschlossen. Außerdem wurden nur wissenschaftliche Arbeiten einbegriffen, die sich mit Senioren ab einem Alter von 65 Jahren beschäftigen. Literatur die sich speziell mit der Gesundheitsförderung von Menschen ab einem jüngeren Alter beschäftigt, wurde ausgegrenzt.

2.3 Vorgehen

Um sich einen ersten Überblick über das vorgegeben Thema zu verschaffen, wurden in die Suchmaschine Google vorerst die Suchbegriffe „Gesundheitsförderung, Senioren, Kommune" mit dem booleschen Operator UND eingegeben, wodurch insgesamt ungefähr 141.000 Ergebnisse erzielt wurden. Anhand dieser Ergebnisse erfolgte die genauere Literaturrecherche.

Der erste Vorschlag war ein Link zu Google Scholar, der zwar zu wissenschaftlichen Artikeln über diese Thematik führte, aber keine kostenfreien Volltexte auffindbar machte, sodass diese Artikel aus der Recherche ausgegrenzt wurden. Der zweite Vorschlag war ein Skript zu einem Workshop der Technischen Universität Dortmund zum Thema „Gesundheitsförderung und Prävention für ältere Menschen im Quartier" aus dem Jahr 2016. Dieses Ergebnis wurde ebenfalls nicht in die Suche aufgenommen, da es sich hierbei um eine Arbeit handelte, die weder wissenschaftlich, noch zitierwürdig und -fähig wär. Unter dem dritten Vorschlag konnte eine Bestandsaufnahme zum Thema „Seniorenbezogene Gesundheitsförderung und Prävention auf kommunaler Ebene" gefunden werden. Da sie von der Bundeszentrale für gesundheitliche Aufklärung stammte, im Jahr 2007 veröffentlicht und in deutscher Sprache verfasst wurde, entsprach sie den Einschlusskriterien und wurde in die Literaturübersicht aufgenommen.

Im Vorwort dieser Bestandsaufnahme wurde von dem Deutschen Präventionspreis 2005 geschrieben, wodurch zur Erweiterung der Recherche ebenfalls zu dem genannten Thema bei Google geforscht wurde. Eingegeben wurden die Suchbegriffe „deutscher" „Präventionspreis" „2005", womit etwa 23.700 Ergebnisse erzielt wurden. Durch Aneignung einer PDF-Datei, die den ersten Vorschlag bei der Suche ergab, wurde herausgefunden, dass diese Studie sich mit dem Thema „Gesund in der zweiten Lebenshälfte (50plus)" beschäftigt, was ein Ausschlusskriterium darstellte, da sich die folgende systematische Literaturübersichtsarbeit mit Menschen höheren Alters befassen wird.

In der Bestandaufnahme ging es ebenfalls des Öfteren um die Mitgliedschaft einzelner Kommunen im sogenannten „Gesunde-Städte-Netzwerk". Außerdem wurde nach genauerem Durchlesen der Informationen zum Gesunde-Städte-Netzwerk die Relevanz des Netzwerks deutlich, wodurch speziell nach diesem geforscht wurde. Die Suchbegriffe „gesunde", „Städte" und „Netzwerk" wurden erneut in die Suchmaschine Google eingegeben, womit ungefähr 235.000 Ergebnisse erzielt wurden. Um nicht speziell auf eine der Mitgliedsstädte des Gesunde-Städte-Netzwerks zu kommen, wurde der erste Vorschlag, welcher die Startseite der Internetseite des Netzwerks darstellte, untersucht. Auf der Homepage angekommen, wurde auf den Reiter „Publikationen" geklickt, wodurch auf einige Broschüren der Gesunde-Städte-Nachrichten verschiedener Jahre zugegriffen werden konnte. Um möglichst aktuell zu bleiben wurden die Broschüren von 2017 (genauer der Artikel auf den Seiten 32 und 33) und 2018 (genauer die Artikel auf den Seite 28 und 29, sowie 38 und 39) in die Literaturübersicht aufgenommen.

Da noch weitere, genauere Informationen über das Netzwerk wichtig waren, um einen Überblick über diese Thematik zu bekommen, wurde auf den zweiten Vorschlag von Google, einem Eintrag des Lexikon der Nachhaltigkeit, geklickt. Von da aus wurde über den Reiter „Gesunde-Städte-Netzwerk" unter „Dokumente" die PDF-Datei des Gesunde-Städte-Netzwerks über die „20 Jahre Partnerschaft für Gesundheit" erreicht, in welcher die Geschichte, Aufgaben und Zuständigkeiten dieses Netzwerks vorgestellt wurden. Dieses Ergebnis wurde in die Recherche eingeschlossen.

Der vierte Vorschlag, welcher bei Eingabe der drei Hauptbegriffe „Gesundheitsförderung", „Senioren", „Kommune" erschien, war eine Kurz-Expertise der technischen Universität Dortmunds zum Thema „Gesundheitsförderung und Prävention für ältere Menschen im Setting Kommune", was thematisch passend war. Auch bei weiterer Aneignung dieser Kurz-Expertise wurden Einschlusskriterien, wie Erscheinungsjahr und Sprache erfüllt, was zur Aufnahme dieser Arbeit in die weitere Übersichtsarbeit führte.

Um auf andere Treffer zu gelangen, wurden nun in die Suchmaschine Google die Suchbegriffe „Gesundheitsförderung" und „Kommune" eingegeben und ungefähr 117.000 Ergebnisse erzielt. Da ein Großteil der Vorschläge aus Anzeigen bestand, wurden diese zuerst aus der Literaturrecherche ausgegrenzt. Ein weiteres Ergebnis war die Startseite der Landesvereinigung für Gesundheit und Akademie für Sozialmedizin Niedersachsen e. V., bei der weder allgemeine Informationen zur kommunalen Gesundheitsförderung, noch Informationen speziell zur seniorenbezogenen Gesundheitsförderung zu finden waren, wodurch dieses Ergebnis ebenfalls aus der Recherche herausgenommen wurde.

Ein weiteres Suchergebnis war ein Handbuch zur kommunalen Gesundheitsförderung. Es erfüllte die Einschlusskriterien der Literaturrecherche, wie Erscheinungsjahr, Sprache und Themenbereich und wurde somit in die tiefergehende Recherche aufgenommen.

Die Suche wurde nun erneut um den Begriff „Prävention" erweitert, sodass in die Suchleiste von Google „Gesundheitsförderung und Prävention", sowie „Kommune" eingegeben wurde und etwa 237.000 Ergebnisse herausgefiltert werden konnten. Unter diesen befanden sich neben vielen schon bekannten und bereits verwendeten Studien und Texten auch neue Literatur. Es handelte sich um einen Ausschnitt der Gesundheitsberichterstattung über das Thema Prävention und Gesundheitsförderung, welcher auch auf den Themenbereich der seniorenbezogenen Gesundheitsförderung einging und somit nicht nur durch Erscheinungsjahr und Sprache, sondern auch thematisch zu den Einschlusskriterien der Suche passte und aufgenommen wurde.

3 Ergebnis

Insgesamt wurden von den unzähligen Ergebnissen, auf welche man bei der umfangreichen Recherche zu dem genannten Thema traf, sieben brauchbare Quellen herausgefiltert, welche entweder allgemein auf die Gesundheitsförderung auf kommunaler Ebene oder aber speziell auf die seniorenbezogene Gesundheitsförderung eingingen.

Nachfolgend wurden Tabellen der einzelnen Quellen angefertigt, die eine Zusammenfassung der Hauptergebnisse darstellen. Die nicht im Fließtext vorhandenen Tabellen sind im Anhang unter den Tabellen drei bis sechs zu finden.

3.1 Übersicht der Quellen

Tabelle 1: Bundeszentrale für gesundheitliche Aufklärung

Herausgeber und Titel der Quelle	Bundeszentrale für gesundheitliche Aufklärung – Seniorenbezogene Gesundheitsförderung auf kommunaler Ebene
Fragestellung/Zielsetzung	Wie ist die aktuelle Situation gesundheitsfördernder und präventiver Maßnahmen für Menschen höheren Alters einzuschätzen, wie kann man diese Menschengruppe erreichen und was für Angebote sind in diesem Bereich beliebt?
Methodisches Vorgehen/Art der Quelle	Schriftliche Befragung. Zum einen der ganzen Kommunen, die über oder gleich einer Einwohnerzahl von 50.000, sowie zwischen 10.000 und 50.000 Menschen liegen und zum anderen der Landkreise (in ganz Deutschland)

Wichtige Ergebnisse/Beantwortung der Fragestellung	• Ansätze für Gesundheitsförderung der Senioren schon vorhanden, aber ausbau- und verbesserungsfähig • Seniorenbeiräte und Kontaktstellen, um sie besser einzubeziehen • wichtigste Angebote zur Gesundheitsförderung: Wohnberatung, Sport und Ernährung, risikogruppenbezogene Maßnahmen
Sonstiges	Stadtgröße und Mitgliedschaft im Gesunde-Städte-Netzwerk haben Auswirkung auf das Antwortverhalten der Befragten

(Vgl. Hollbach-Gröming/Seidel-Schulze,2007, S. 5-64)

Tabelle 2: Robert-Koch-Institut

Herausgeber und Titel der Quelle	Robert-Koch-Institut – Wie steht es um Prävention und Gesundheitsförderung?
Fragestellung/Zielsetzung	Welche Bedeutung hat die Kommune in Bezug auf die Gesundheitsförderung?
Methodisches Vorgehen/Art der Quelle	Gesundheitsberichterstattung
Wichtige Ergebnisse/Beantwortung der Fragestellung	• Kommune ist Ressource und Sozialraum für ansässige Menschen • Gemeinschaft wird gestärkt und Veränderungen in gesundheitsfördernder Politik vorangebracht, um

	so insgesamt Gesundheitschancen auch für Zukunft zu verbessern • Kommune soll Akteure und Netzwerke koordinieren • In Zukunft mehr Zusammenarbeit zwischen Politik, Ressourcen, Organisationen und Bürgern; Durchhaltevermögen wichtig

(Vgl. Robert-Koch-Institut, 2015, S. 284-286)

3.2 Zusammenfassung der Tabellen

Anhand der vorgestellten Tabellen mit den wichtigsten Ergebnissen ist nun ein Überblick über das Thema der seniorenbezogenen Gesundheitsförderung auf kommunaler Ebene gegeben.

Die Bundeszentrale für gesundheitliche Aufklärung führt in ihrer Bestandsaufnahme aus, dass die seniorenbezogene Gesundheitsförderung und Prävention in Gemeinden und Städten als wichtige Punkte für Bürger und Bürgerinnen angesehen werden. Angebote wie Sport- und Bewegungsaktionen, Wohnberatung und Maßnahmen für Risikopatienten haben einen hohen Rang. Bei diesen Aktivitäten ist Wohnortnähe und Barrierefreiheit Voraussetzung, wodurch die Kommune in dem Bereich besondere Bedeutung hat.

Um die Senioren gut zu erreichen ist eine ausgeprägte Seniorenpolitik in Verbindung mit vorhandenen Seniorenbegegnungsstätten und Seniorenbeiräten notwendig. Außerdem ist es hilfreich regelmäßige Gesundheitsberichterstattungen zu veröffentlichen, um die aktuellen Situationen darzustellen, was in vielen Gemeinden und Städten auch schon geschieht. Insgesamt bestehen derzeit einige Ansätze für die kommunale Gesundheitsförderung für Senioren, dennoch muss zum Beispiel an einer verbesserten Kommunikation zwischen ausführenden Akteuren, Fort- und Weiterbildungen auf diesem Gebiet und an der Kommunikation und Transparenz für von der Förderung betroffenen Personen gearbeitet werden, um Bürger und Bürgerinnen weiterhin in ihrer Gesundheit unterstützen zu können.

Bei der Ausprägung der Gesundheitsförderung innerhalb der Kommune muss zwischen Mitgliedern des Gesunde-Städte-Netzwerks und Nichtmitgliedern unterschieden werden, denn insgesamt legen Mitglieder mehr Wert auf ein gesundes Leben in der Kommune und sind somit auf diesem Bereich etwas fortgeschrittener (Vgl. Hollbach-Grömig/Seidel-Schulze, 2007, S. 60-64).

Städte, die Teil des Gesunde-Städte-Netzwerks sind, haben demnach schon jede Menge Maßnahmen für die Gesundheitsförderung entwickelt und umgesetzt. Bei ihnen steht die Gesundheit für alle im Fokus und der Erfolg bei der Umsetzung wird an steigenden Mitgliedsstädten gesehen, die sich ebenfalls dafür entschieden haben, ihren Bürgern und Bürgerinnen gesunde Rahmenbedingen für das Leben in der Kommune zu stellen (Weth, 2009, S. 3).

Ziele der Gesundheitsförderung sind aber gleichermaßen eine stärkere Teilhabe älterer Menschen zu ermöglichen und die Stärkung der Selbstständigkeit im Alter zu fördern, um das Verbleiben in der eigenen Wohnung so lange wie möglich hinauszuzögern (Vgl. Hollbach-Grömig/Seidel-Schulze, 2007, S. 60-64).

Auch in der Kurz-Expertise vom Bundesministerium für Gesundheit wird dargestellt, dass bereits viele Maßnahmen, welche die Gesundheitsförderung betreffen, in einigen Städten vorhanden ist, dennoch sind sie in Deutschland noch nicht flächendeckend und werden teilweise nicht vollständig in Anspruch genommen. Viele Angebote und Programme sind eher auf Menschen in einem anderen Alter fokussiert, sodass gerade im Bereich der seniorenbezogenen Gesundheitsförderung an Nachhaltigkeit, Vernetzung unter den verschiedenen Akteuren und der bundesweiten Veröffentlichung von verschiedenen Programmen gearbeitet werden muss (Vgl. Kuhlmann, 2009, 5-36).

Die Gesundheitsberichterstattung des Robert-Koch-Instituts geht ebenfalls auf die Bedeutung der Kommune innerhalb der Gesundheitsförderung ein und beschreibt die Kommune als Sozialraum für ansässige Menschen und Ressource zur Stärkung der Gemeinschaft und Veränderung der gesundheitsfördernden Politik, um die Gesundheitschancen der Bürger in Zukunft zu optimieren. Eine weitere wichtige Aufgabe der Kommune ist es, die beteiligten Akteure und Netzwerke zu koordinieren. Die Quelle beschreibt die Umsetzung der Gesundheitsförderung auf kommunaler Ebene als Ergebnis einer engen Zusammenarbeit zwischen Politik, verfügbaren Ressourcen und Organisation, wobei die Einbindung von Bürgern und das Durchhaltevermögen von großer Wichtigkeit ist (Vgl. Gesundheitsberichterstattung des Bundes, 2015, S. 284-286).

Auch das Handbuch des Landesgesundheitsamts Baden-Württemberg geht näher auf die Bedeutung der Kommune ein, denn nicht nur die individuellen Voraussetzungen eines Menschen entscheiden über die Gesundheit und das Wohlbefinden, sondern es spielen auch die Rahmenbedingungen, wie der vorhandene Sozialraum, umgängliche Nachbarn und beispielsweise vereinzelnde Bildungseinrichtungen in der Ortschaft selbst eine große Rolle. Vor allem für die immer größer und älter werdende Bevölkerung ist die Kommune wichtig, da diese ein vertrauter Bereich ist, in dem sie sich so lange wie möglich aufhalten wollen. Wichtig ist in diesem Zusammenhang, dass nicht nur Bewegung und Ernährung in der Gemeinde gefördert wird, sondern auch großes Augenmerk auf psychische Unterstützung gelegt wird. Ältere Menschen haben oft Probleme mit psychischen Erkrankungen, sodass zum Beispiel Bewegungsförderungsprogramme gar nicht effizient wirken können, wenn keine stabile Psyche vorhanden ist (Vgl. Handbuch zur Kommunalen Gesundheitsförderung, 2015, S. 10, 17-22).

4   Diskussion

4.1   Bevölkerungsentwicklung in Deutschland und ihre Auswirkungen

Die rückläufige Bevölkerungsentwicklung Deutschlands, welche zum Beispiel durch weniger Geburten und eine steigende Lebenserwartung bedingt ist, hat nicht nur langjährig gesehen eine sinkende Bevölkerungsanzahl sondern auch eine allgemein alternde Population als Folge. Neben diesen Auswirkungen, wird auch die Wirtschaft und Gesellschaft einige Differenzen in Form von veränderten Produkt- und Immobilienmärkten, wie zum Beispiel einer gesteigerten Nachfrage nach seniorengerechten Mitteln, wie Altenwohnungen oder mehr Serviceangeboten jeglicher Form, verspüren. Außerdem wird auch der Bereich der Pflege zunehmen und mehr Personal benötigen, um den älteren Personen mit gesundheitlichen Beeinträchtigungen Unterstützung zu geben (Vgl. Hollbach-Gröming/Seidel-Schulze, 2007, S. 10).

4.2   Gesundheitsförderung als wichtige Maßnahme in der Kommune

Da in Deutschland noch keine ausreichende Anzahl von Gesundheitsförderungsprogrammen vorhanden ist, sich die meisten Projekte auf Kinder, Jugendliche und Eltern bezogen haben und sie sich somit auch in Institutionen abspielten, wo überwiegend junge Menschen angetroffen werden (Vgl. Kuhlmann, 2009, S. 10 und 12), ist es umso notwendiger die Gesundheitsförderung auch in Bezug auf die ältere Bevölkerung zu aktivieren und zu unterstützen. Gerade, weil zum einen die Bevölkerung, wie bereits erwähnt, in Zukunft immer älter werden wird und zum anderen „Gesundheitsförderung und Prävention [...] eine große Bedeutung für die Gesundheit, die Selbstständigkeit und das Wohlbefinden im Alter [haben]" (Hollbach-Gröming/Seidel-Schulze, 2007, S. 11).

Nicht nur die seniorenbezogene Gesundheitsförderung an sich, sondern auch das Setting Kommune ist noch ein eher unerfahrenes Gebiet in dieser Thematik, welches sich aber mit der Zeit zu einem ganz alltäglichen und wichtigen entwickeln wird.

Die Kommune ist vor allem für die ältere Bevölkerung von hoher Wichtigkeit, da die Mobilität im Alter nicht selten abnimmt und sich das Betreten von Bereichen außerhalb der Kommune als immer schwieriger gestaltet. Auch durch neue Technologien und Entwicklungen, wie beispielsweise die vermehrte Schließung von Bankfilialen und die damit verbundene zunehmende Nutzung von Online-Banking, über welches Senioren in den meisten Fällen keine ausreichenden Kenntnisse zur Nutzung besitzen, wird der Verbleib von Senioren in ihrer nahen Umgebung ebenfalls begrenzt (Vgl. Jäger, 2018, S.28). Es kommen demnach viele Einschränkungen im fortschreitenden Leben älterer Menschen auf diese zu. Daher ist es die Aufgabe der Gemeinden, der Städte und Landkreise zum einen „als zentraler Informations- und Kontaktpunkt für andere Anbieter [..] zu fungieren" (Hollbach-Grömig/Seidel-Schulze, 2007, S. 63), um verschiedene Akteure zur Zusammenarbeit zu bringen und zum anderen möglichst viele „ „Zugangswege" zur gezielten Ansprache älterer Menschen vor Ort zu identifizieren und zu nutzen" (Hollbach-Grömig/Seidel-Schulze, 2007, S. 64).

Insgesamt werden Akteure, wie Volkshochschulen, Sportvereine und Seniorenorganisationen auf der kommunalen Ebene als wichtige Mittel angesehen, um verschiedenste Programme zur Gesundheitsförderung zu entwickeln (Kuhlmann, 2009, S. 13). Unterstützend wirken dabei Politik, verschiedenste Organisationen und natürlich auch die Bevölkerung mit (Gesundheitsberichterstattung des Bundes, 2015, S. 286).

Als wichtigste Angebote zur Gesundheitsförderung werden Wohnungsberatung, Sport und Bewegung, Kurse für Gedächtnistraining, risikogruppenbezogene Maßnahmen und auch Ernährung gezählt (Vgl. Hollbach-Grömig/Seidel-Schulze, 2007, S. 37). Die Anzahl der verschiedenen Angebote hängt dabei von der Größe der jeweiligen Stadt ab (Vgl. Hollbach-Grömig/Seidel-Schulze, 2007, S. 43). Ziel solcher Maßnahmen „ist die nachhaltige Verbesserung des Ernährungs- und Bewegungsverhaltens, um Fehlernährung, Bewegungsmangel, Übergewicht und damit zusammenhängende Krankheiten zu vermeiden." (Kuhlmann, 2009, S. 11).

4.3 Das Gesunde-Städte-Netzwerk

Allgemein fällt auf, dass Kommunen, die Mitglied des Gesunde-Städte-Netzwerks sind, die Gesundheitsförderung als wichtiger ansehen und daher auch häufiger an Angeboten mitwirken, als Nichtmitglieder (Vgl. Hollbach-Grömig/Seidel-Schulze, 2007, S. 61). Das höhere Engagement dieser Städte und Kreise liegt daran, dass diese sich bewusst dazu entschieden haben, in den freiwilligen Zusammenschluss einzutreten und somit ihren Bürgern und Bürgerinnen gesunde Rahmenbedingungen für das Leben stellen wollen (Vgl. Weth, 2015, S. 3).

Bestandteile der Gesundheitsförderung in den Kommunen des Gesunde-Städte-Netzwerks sind unter anderem das Stellen von Wohnungen mit barrierefreier und altersgerechter Einrichtung, bestehend aus beispielsweise Großtastentelefonen oder Herden mit automatischer Ausstellfunktion. Auch Angebote, wie ein Großelterndienst findet in einigen Mitgliedskommunen statt, um einzelne Bürger zusammenzubringen und soziale Kontakte zu pflegen (Vgl. Groß, 2017, S. 32 – 33).

Das Gesunde-Städte-Netzwerk scheint im Bereich der seniorenbezogenen Gesundheitsförderung schon sehr fortgeschritten zu sein, doch was genau versteht man unter diesem?

Es „ist ein [im Jahre 1989 gegründeter] freiwilliger Zusammenschluss von Städten, Kreisen, Gemeinden und Regionen, die für ihre […] Bürger gesunde Rahmenbedingungen schaffen wollen." (Weth, 2009, S. 3). Als Kernidee wird im Gesunde-Städte-Netzwerk die „Gesundheit für alle" gesehen (Vgl. Eißner, 2009, S. 9) und im September 2018 fasste es schon eine Mitgliederzahl von 81 Kommunen aus ganz Deutschland (Vgl. Wolter, 2018).

5 Fazit

In Anbetracht dieser systematischen Literaturübersichtsarbeit und den gesamten Erkennt-
nissen, die zum Thema „Seniorenbezogene Gesundheitsförderung auf kommunaler
Ebene" gesammelt werden konnte, steht nun fest, dass die Gesundheitsförderung in
Deutschland besonders für ältere Menschen, aufgrund der rückläufigen Bevölkerungsentwicklung und der immer älter werdenden Population, wichtig ist und auch in Zukunft
wichtig bleiben wird. Wahrscheinlich wird es in einigen Jahren sogar so sein, dass mehr
und intensiver an den Gesundheitsförderungsmaßnahmen gearbeitet werden muss und
noch weitere Programme entwickelt werden müssen, um der Bevölkerungsstruktur
Deutschlands und ihrer Entwicklung Stand zu halten.

Aktuell gibt es schon einige Programme und Angebote, die Senioren dazu anhalten sollen
ihre Gesundheit zu fördern und bestmöglich zu erhalten. Mitglieder des Gesunde-Städte-
Netzwerks sind in dieser Hinsicht am weitesten fortgeschritten, legen dabei viel Wert auf
die Unterstützung ihrer Akteure innerhalb der Kommune und bieten viele Angebote in
diesem Bereich, für ein intaktes, munteres Leben unter gesunden Rahmenbedingungen
für ihre Bürgerinnen und Bürger an.

Trotz alledem sollte auch in den Mitgliedsstädten weiter an der Ausarbeitung der seniorenbezogenen Förderung gearbeitet werden, damit der Schwerpunkt, der aktuell eher im
Bereich der Gesundheitsförderung von Kindern und Jugendlichen liegt, allgemein verla-
gert wird.

Im Rahmen der Recherchearbeit konnten zwar einige wissenschaftliche Arbeiten zu diesem Themenbereich gefunden und viele Informationen gesammelt werden, dennoch
stellte es eine Schwierigkeit dar, sich auf eine bestimmte Kommune zu spezialisieren, da
keine ausreichende Anzahl an Literatur zu beispielsweise einer bestimmten Gemeinde
verfügbar war, um umfangreiche Informationen über sie geben zu können. Daher wurde
der Themenbereich auf ganz Deutschland begrenzt und eine Übersichtsarbeit anhand verschiedener Kommunen in Deutschland erstellt.

6 Literaturverzeichnis

1. Antwerpes, Frank (2015): Gesundheitsförderung, [online] https://flexikon.doc-check.com/de/Gesundheitsf%C3%B6rderung (28.12.2018)

2. Babutzka, Carolin et al. (2003): Kommune, in: Babutzka et al. (Hrsg.), *Neues Grosses Universal-Lexikon in Farbe*, München: Compact Verlag, S. 462

3. Bundesministerium für Gesundheit (Hrsg., 2015): Prävention, [online] https://www.bundesgesundheitsministerium.de/service/begriffe-von-a-z/p/praevention.html (28.12.2018)

4. Deutsche Rentenversicherung Bund (Hrsg., 2018): Die richtige Altersrente für Sie, [online] http://www.deutsche-rentenversicherung.de/cae/servlet/content-blob/258148/publicationFile/51387/die_richtige_altersrente_fuer_sie.pdf , S.5 (28.12.2018)

5. Eißner, Romy (2009): 20 Jahre Partnerschaft für Gesundheit, [online] http://www.gesunde-staedte-netzwerk.de/uploads/media/Bro-schuere_GSN_deutsch.pdf , S. 9 (30.12.2018)

6. Groß, Gabriele (2017): Gesunde Städte und Gemeinden von morgen!, [online] http://www.gesunde-staedte-netzwerk.de/uploads/media/GSN_Nachrich-ten_2017_web2.pdf , S.32-33, (30.12.2018)

7. Hollbach-Gröming, Beate, Seidel-Schulze, Antje (2007): Seniorenbezogene Gesundheitsförderung und Prävention auf kommunaler Ebene – eine Bestandsaufnahme, [online] https://repository.publisso.de/resource/frl:2470096-1/data , S. 5-64 (28.12.2018)

8. Jäger, Ralf (2018): #GemeinsamGerechtGesund, [online] http://www.gesunde-staedte-netzwerk.de/fileadmin/user_upload/GSN_2018_2205_final_klein.pdf , S. 28-29, 38-39, (30.12.2018)

9. Kuhlmann, Andrea (2009): Gesundheitsförderung und Prävention für ältere Menschen im Setting Kommune, [online] https://www.in-form.de/fileadmin/Doku-mente/Materialien/Gesundheitsförderung_und_Prävention , S.5-36 (05.01.2019)

10. Landesgesundheitsamt Baden-Württemberg (Hrsg., 2015): Handbuch zur kommunalen Gesundheitsförderung, [online] https://sozialministerium.baden-

wuerttemberg.de/fileadmin/redaktion/m-sm/intern/downloads/Publikatio-nen/Handbuch-Kommunale-Gesundheitsfoerderung_2015.pdf , S.10, 17-22 (05.01.2019)

11. Robert-Koch-Institut (Hrsg., 2015): Gesundheit in Deutschland. Gesundheitsbe-richterstattung des Bundes, [online] https://www.rki.de/DE/Content/Gesundheits-monitoring/Gesundheitsberichterstattung/GBEDownloadsGiD/2015/04_gesund-heit_in_deutschland.pdf?__blob=publicationFile , S.284-286 (28.12.2018)

12. Schmidt, Christian (2007): Definition Senioren, [online] https://defini-tion.cs.de/senioren/ (28.12.2018)

13. Statistisches Bundesamt (Hrsg., 2015): 13. Koordinierte Bevölkerungsvorausbe-rechnung nach Bundesländern, [online] https://service.destatis.de/laenderpyrami-den/ (28.12.2018)

14. Weth, Claus (2009): 20 Jahre Partnerschaft für Gesundheit, [online] http://www.gesunde-staedte-netzwerk.de/uploads/media/Bro-schuere_GSN_deutsch.pdf , S.3 (28.12.2018)

15. Wolter, Hans (2018): Das Netzwerk, [online] http://www.gesunde-staedte-netz-werk.de/index.php?id=12 (07.01.2019)

7   Anhang

Tabelle 3: Bundesministerium für Gesundheit

Herausgeber und Titel der Quelle	Bundesministerium für Gesundheit – Gesundheitsförderung und Prävention im Setting Kommune
Fragestellung/Zielsetzung	Welches Potenzial steckt noch in der Gesundheitsförderung älterer Menschen?
Methodisches Vorgehen/Art der Quelle	Kurz-Expertise
Wichtige Ergebnisse/ Beantwortung der Fragestellung	<ul><li>schon viele Gesundheitsförderungsmaßnahmen bekannt, nicht immer vollständige Inanspruchnahme</li><li>Gesundheitsförderungsangebote in Deutschland noch nicht flächendeckend, eher Angebote für Menschen anderen Alters</li><li>einige Projekte vorhanden, in Zukunft Ausarbeitung nötig (Nachhaltigkeit, Vernetzung unter den Akteuren, bundesweite Veröffentlichung)</li></ul>

(Vgl. Kuhlmann, 2009, S. 5-36)

Tabelle 4: Gesunde Städte-Sekretariat

Herausgeber und Titel der Quelle	Gesunde Städte-Sekretariat – 20 Jahre Partnerschaft für Gesundheit

Fragestellung/Zielsetzung	Was ist unter dem Gesunde-Städte-Netzwerk zu verstehen?
Methodisches Vorgehen/Art der Quelle	Broschüre über dieses Thema
Wichtige Ergebnisse/Beantwortung der Fragestellung	• „Freiwilliger Zusammenschluss von Städten, Kreisen, Gemeinden und Regionen, die für ihre Bürgerinnen und Bürger gesunde Rahmenbedingungen schaffen wollen." (Weth, 2009, S. 3) • Gründung 1989 • 68 Mitglieder

(Vgl. Weth, 2009, S.3)

Tabelle 5: Gesunde Städte-Sekretariat

Herausgeber und Titel der Quelle	Gesunde Städte-Sekretariat – Gesunde Städte Nachrichten 2017 „Gesunde Städte und Gemeinden von morgen" (Ausgabe Nr. 1/ Mai 2017)	Gesunde Städte-Sekretariat – Gesunde Städte Nachrichten 2018 „#GemeinsamGerechtGesund" (Ausgabe Nr. 1/ Juni 2018)
Fragestellung/Zielsetzung	Wie kann ein Mensch gesund altwerden und so lange wie möglich in den eigenen vier Wänden wohnen bleiben?	Wird die Versorgungssicherheit für Senioren innerhalb der Kommune in Zukunft schwierig?

		Wie kann die körperliche und geistige Aktivität im Alter erhalten werden?
Methodisches Vorgehen/Art der Quelle	Nachrichten des Jahres 2017 auf dem Online-Forum des Gesunde-Städte-Netzwerks	Nachrichten des Jahres 2018 auf dem Online-Forum des Gesunde-Städte-Netzwerks
Wichtige Ergebnisse/Beantwortung der Fragestellung	• angepasste Wohnungen • wichtige Bereiche: kontrollierte Ernährung, ausreichender Sport und umfangreiche Wohnungsberatung • Großelterndienst	Seiten 28 und 29: • Schwierigkeiten für Verbleib in Eigenheim durch neue Technologien und Entwicklungen • Mangel an Pflegepersonal nimmt zu • Aufbau innovativer Versorgungsstrukturen für Versorgungssicherheit auch in Zukunft Seiten 38 und 39: • Körperliche und geistige Bewegung sehr wichtig, um alten Körper fit zu halten • Sturzprophylaxe durch Kraft- und Bewegungstraining

(Vgl. Groß, 2017, S.32-33 und Jäger, 2018, S. 28-29 und 38-39)

Tabelle 6: Landesgesundheitsamt Baden-Württemberg

Herausgeber und Titel der Quelle	Landesgesundheitsamt Baden-Württemberg – Handbuch zur kommunalen Gesundheitsförderung
Fragestellung/Zielsetzung	Warum ist kommunale Gesundheitsförderung allgemein wichtig und warum gerade für ältere Menschen?
Methodisches Vorgehen/ Art der Quelle	Handbuch
Wichtige Ergebnisse/Beantwortung der Fragestellung	<ul><li>Rahmenbedingungen entscheiden im Leben über Gesundheit mit</li><li>Erziehungs-/Bildungseinrichtungen, Nachbarn und soziale Kontakte beeinflussen Lebensbedingungen, sodass Wohnort große Rolle spielt</li><li>Durch demografischen Wandel immer mehr ältere Menschen, sodass größeres Augenmerk auf diese Altersgruppe gelegt werden muss</li><li>Nicht nur auf Ernährung und Bewegung, sondern auch auf psychische Situation achten</li><li>stabile Psyche ist Voraussetzung für positive Veränderungen im Leben</li></ul>

(Vgl. Handbuch zur Kommunalen Gesundheitsförderung, 2015, S. 10, 17-22)

BEI GRIN MACHT SICH IHR
WISSEN BEZAHLT

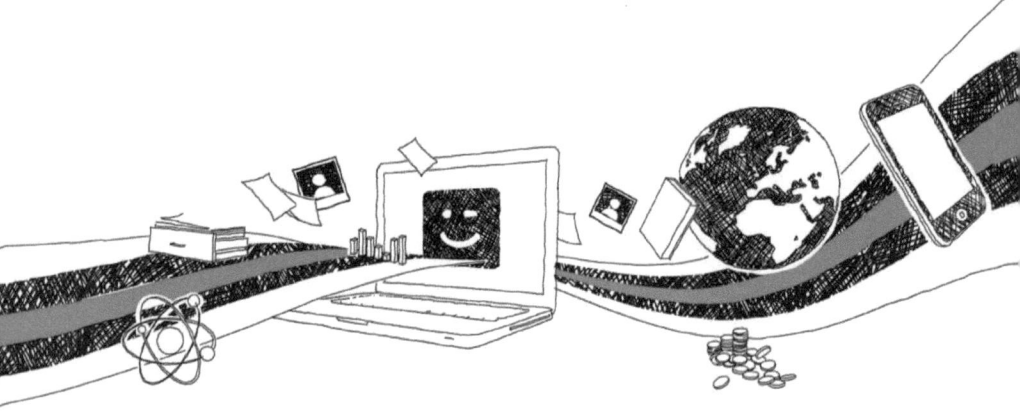

- Wir veröffentlichen Ihre Hausarbeit,
  Bachelor- und Masterarbeit

- Ihr eigenes eBook und Buch -
  weltweit in allen wichtigen Shops

- Verdienen Sie an jedem Verkauf

Jetzt bei www.GRIN.com hochladen
und kostenlos publizieren

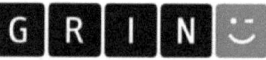